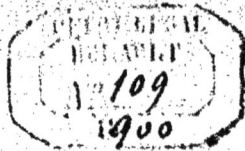

Dʳ Anna KOUTCHINSKY

L'Aphasie

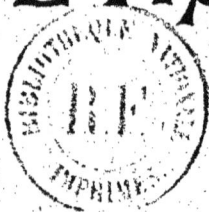

Amnésique

MONTPELLIER

GUSTAVE FIRMIN ET MONTANE

L'APHASIE

AMNÉSIQUE

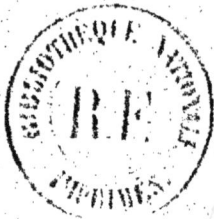

PAR

Mlle Anna KOUTCHINSKY

DOCTEUR EN MÉDECINE

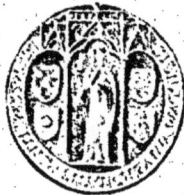

MONTPELLIER
IMPRIMERIE Gustave FIRMIN et MONTANE
Rue Ferdinand-Fabre et quai du Verdanson
1900

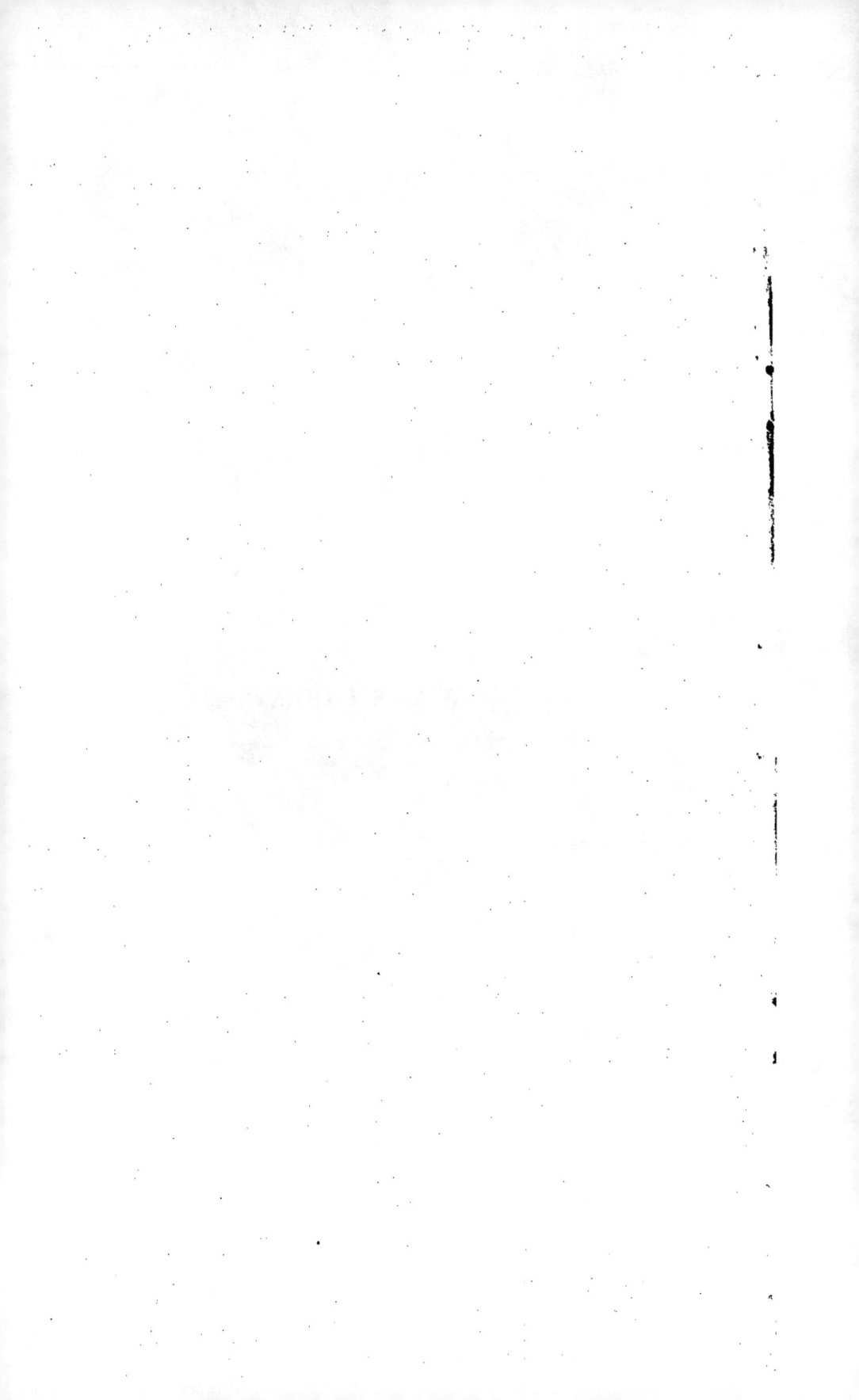

A MES PARENTS

A. KOUTCHINSKY.

A LA FACULTÉ DE MÉDECINE

DE MONTPELLIER

A MES CAMARADES

A. KOUTCHINSKY.

INTRODUCTION

L'histoire de l'aphasie, bien que toute récente, a soulevé
déjà beaucoup de discussions. Tous les auteurs modernes
qui s'en sont occupés ont apporté leur part à l'éclaircisse-
ment de cette question. Mais la médecine est une science
d'observation, et il arrive souvent que dans beaucoup de ces
questions on est obligé de retourner aux conceptions des
anciens, en rendant justice à leur grand talent d'observateurs attentifs.

M. le professeur Pitres a attiré, ces dernières années,
l'attention sur les particularités présentées par certains
aphasiques. Ces particularités étaient notées par les anciens,
mais mal interprétées par les auteurs modernes.

Le cas que présente le malade, sujet de ma thèse, parait
rentrer dans la catégorie des faits observés par M. le professeur Pitres.

Prenant texte de cette observation, j'ai tenté de mettre
au point la question de ces aphasies amnésiques, ou mieux
de montrer qu'il faut les conserver et leur faire une place à
côté des autres syndromes traducteurs d'une altération du
langage.

VI

Voici le plan que j'ai suivi dans cet exposé :

1. Je rapporte d'abord l'observation du malade, pour donner à mon étude une base solide, et, discutant le diagnostic, j'essaye de prouver qu'elle est un exemple très net d'aphasie amnésique.

2. Dans un second chapitre, j'expose l'historique de la question en apportant ainsi les raisons qui avaient fait accepter l'aphasie amnésique par les cliniciens qui nous ont précédés.

3. Dans un troisième chapitre, je montre que l'étude de la mémoire, des troubles du langage, conduit à conserver la notion clinique d'aphasie amnésique. Cette analyse psychologique rapide étant faite et la pathologie générale de la mémoire étant fixée, nous pourrons conclure que l'aphasie amnésique correspond à une perturbation du langage provoquée par la dysmnésie d'évocation des mots (Pitres).

4. Il faut donc garder l'aphasie amnésique, il faut donc lui faire une place, si petite soit-elle : mais comment se présente-t-elle en clinique ? Quelles en sont les variétés, la forme symptomatique ? Quelle en est l'anatomie pathologique ? Quelles en sont les indications thérapeutiques ?

Telles sont les questions auxquelles j'aurai maintenant à répondre, m'appuyant sur les études du professeur Pitres.

Mais avant d'aborder mon sujet, je suis très heureuse de pouvoir exprimer le témoignage de ma profonde reconnaissance à mes Maîtres et au pays hospitalier qui m'ont donné la possibilité de venir en aide à ceux qui souffrent et qui sont malheureux. Que Monsieur le professeur Grasset veuille bien accepter tous mes remerciements pour l'honneur qu'il a bien voulu me faire, avec sa bienveillance habituelle, d'accepter la présidence de ce modeste travail.

C'est à Monsieur le professeur agrégé Vires à qui je dois l'inspiration de ce travail. Je le remercie sincèrement ici et je le prie de croire à ma gratitude pour les excellents conseils qu'il n'a cessé de me fournir.

Je remercie Monsieur le docteur Salager pour son bienveillant concours.

L'amitié touchante de mes meilleurs camarades et les moments où nous avons rêvé de nos idéals de justice, d'égalité et de dévoûment ne s'effaceront jamais de mon cœur.

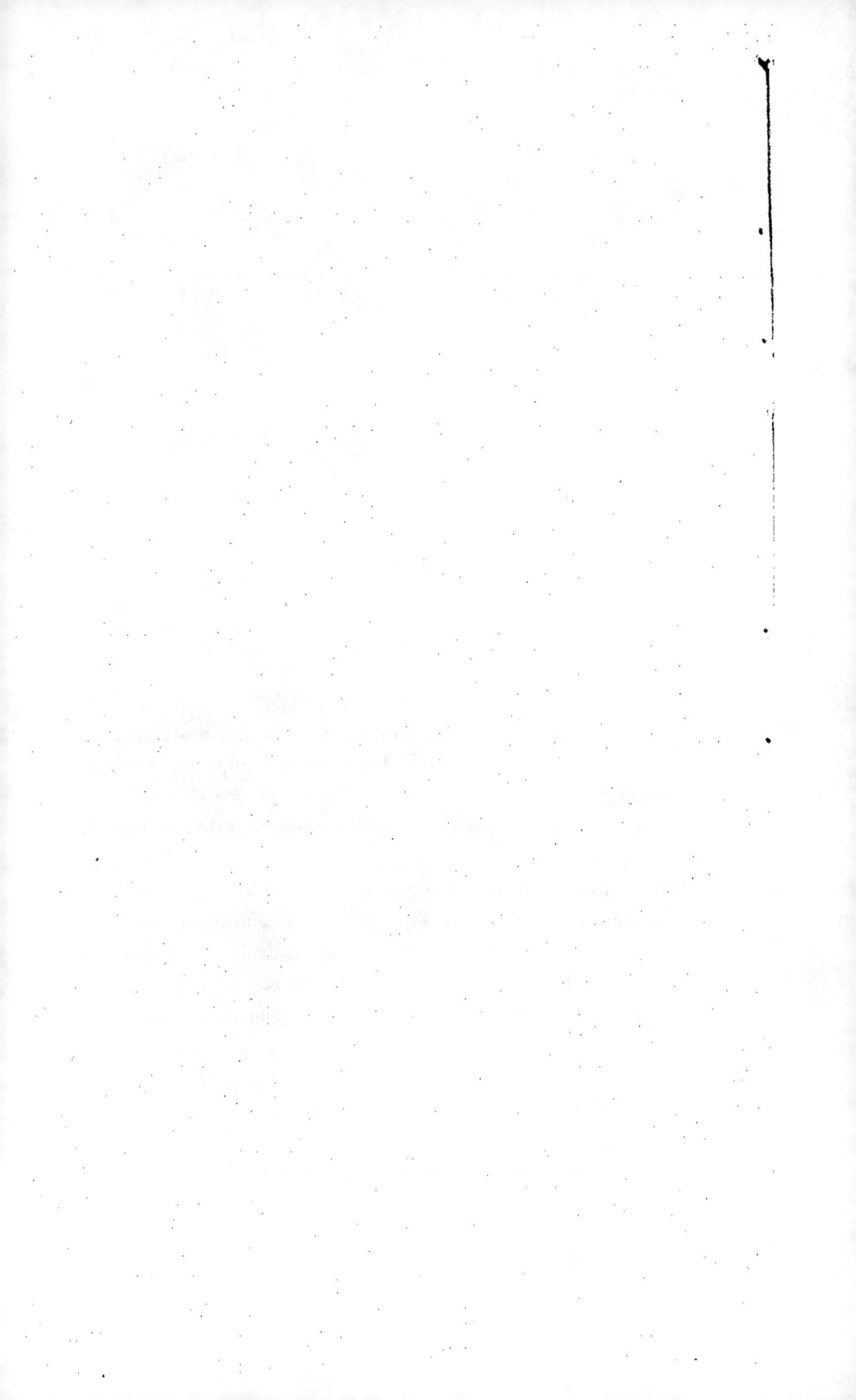

L'APHASIE AMNÉSIQUE

OBSERVATION

Recueillie dans la Clinique de M. le Professeur agrégé Vires, et communiquée à la Société de Neurologie par son aide de clinique, M. Sabazer

Pierre Cor..., 55 ans, cordonnier, a eu, il y a six ans, une attaque, à la suite de laquelle il est resté hémiplégique du côté droit et aphasique.

C'est un bossu. Sa mère l'était également. Elle est morte du choléra à 27 ans. Son père, mort à 57 ans, a présenté pendant les trois ou quatre dernières années de sa vie des symptômes de démence. « Il faisait, nous dit-on, une chose pour une autre et ne se rappelait jamais ce qu'on lui avait commandé. » Il était incohérent dans ses actes et dans ses propos. De six enfants, dont notre malade est le plus jeune, deux sont morts en bas âge ; une fille vit bien portante ; une autre bossue, cette dernière issue d'une grossesse gémellaire ; l'autre produit est une fille morte à 36 ans d'hémorragie cérébrale.

Dans ses antécédents personnels, nous relevons une rougeole à trois ans, une typhoïde à 16 ans. Pas d'alcoolisme, pas de syphilis.

A 19 ans, sans prodrome, au moment de son lever, il se vit dans l'impossibilité de parler ; le bras droit ne se prit que pendant la nuit suivante, et la jambe du même côté le lendemain seulement. La paralysie de toute la moitié droite du corps fut à ce moment absolue pour s'amender un peu dans la suite.

Deux ans après, Pierre Cor... eut un ictus caractérisé par des cris laryngés, des mouvements épileptiformes, du trismus, de la cyanose. Aucun nouveau symptôme ne fut noté à la suite de cette attaque.

Le malade est entré à l'hôpital, il y a deux ans, soit quatre ans après sa première attaque. Nous sommes actuellement à la sixième année de son aphasie.

Nous notons, au point de vue de la fonction du langage, les particularités suivantes : le malade comprend tout ce qu'on lui dit. Il en témoigne par une mimique très expressive. Il traduit aussi, par sa mimique, la contrariété qu'il éprouve à ne pouvoir répondre d'une façon suffisante aux questions qu'on lui pose et dont il apprécie fort bien le sens.

Il est capable de désigner du doigt les objets dont on prononce le nom devant lui.

D'autre part, il articule d'une façon parfaite les mots qu'on le prie de répéter ; si on lui indique le nom d'un objet qu'il cherche vainement à se rappeler, il le répète avec une satisfaction évidente ; il peut même terminer certains mots dont on lui souffle la première syllabe. Il reconnaît parfaitement le mot juste et peut le répéter quelques instants plus tard. Mais il oublie très facilement. Toutefois, il a pu retenir certains noms que nous lui avons très souvent redits. A l'état normal, il profère des lambeaux de phrases qu'il complète par des gestes.

Mais, sous l'influence d'une excitation plus vive, d'une colère ou d'une émotion quelconque, il arrive à parler beaucoup mieux et les lacunes se comblent.

Enfin, si on évoque devant lui un mot faisant partie d'un groupe cohérent de mots associés dans le souvenir, notre aphasique devient capable d'évoquer lui-même et de prononcer à haute voix les autres mots composant l'association. Ainsi, incapable de retrouver d'emblée le mot « quatre », quand on lui montre quatre doigts de la main, il peut retrouver ce mot, si on a soin de prononcer devant lui le mot « un », en lui montrant d'abord un seul doigt, et d'étendre ensuite successivement les autres jusqu'au quatrième, il dit alors très bien : « deux, trois et quatre ».

En ce qui concerne la lecture et l'écriture, les renseignements sont beaucoup moins nombreux. Il savait, nous dit-on, lire et écrire avant son attaque. Actuellement, sa paralysie presque complète du côté droit l'empêche de tracer le moindre caractère. Il ne peut pas lire à haute voix, ni mentalement, mais il peut désigner du doigt les lettres dont on lui dit le nom.

CHAPITRE PREMIER

DIAGNOSTIC

L'intelligence de notre malade étant relativement conservée, de même que la possibilité d'articuler et d'entendre les mots, le tableau qu'il présente nous fait penser à l'aphasie.

En réalité, les troubles de la parole que nous constatons chez lui ne tiennent pas à un vice d'articulation, et nous éliminons d'emblée l'idée de paralysie labio-glosso-laryngée, où nous avons les troubles uniquement phonateurs, et celle de la sclérose en plaques, qui a pour caractère la parole scandée, spasmodique.

Nous éliminons aussi la paralysie générale progressive avec sa parole traînante, hésitante, et son nasonnement qui n'a rien de commun avec la façon de parler de notre sujet.

En admettant que notre malade est aphasique, nous devons nous demander dans quelle catégorie nous pouvons le ranger.

Ce n'est pas la surdité verbale : le malade entend et comprend tous les mots prononcés devant lui.

Il n'a pas de cécité verbale, puisqu'il distingue bien les lettres. Sa culture intellectuelle étant trop douteuse pour que nous puissions insister davantage sur la lecture.

Ce n'est pas non plus l'aphasie motrice, l'aphémie de Broca, parceque l'aphémie est la perte plus ou moins complète de la mémoire des mouvements coordonnés nécessaires à l'articulation de la parole, notre malade étant capable de répéter les mots qu'on lui dit, et même de terminer certains mots, dont on lui souffle la première syllabe, en accompagnant sa satisfaction d'une mimique très expressive.

Ainsi, notre malade ne présente ni surdité verbale, ni cécité verbale, ni aphémie, et pourtant il est aphasique. Chez lui, les images représentatives des mots existent, le centre de coordination est intact, mais c'est la faculté d'évoquer les images représentatives des mots qui est abolie. Or, notre cas peut entrer dans cette catégorie que M. Pitres a décrite récemment sous le nom d'aphasie amnésique.

CHAPITRE II

HISTORIQUE

Pour les auteurs anciens, dans le langage humain, il y avait à considérer deux choses : la parole intérieure et la parole extérieure. Ainsi, en parlant de la première, Rivarol dit : « Que dans la retraite et dans le silence le plus absolu, un homme entre en méditation sur les sujets les plus dégagés de la matière, il entendra toujours au fond de la poitrine, une voix secrète qui nommera les objets à mesure qu'ils passeront en revue. »

« Quand nous parlons à haute voix — dit de Condillac — nous répétons ce que nous dicte à mesure la parole intérieure. Ainsi la parole extérieure traduit les idées à l'aide de signes représentatifs.

Ne s'occupant que de cette dernière, les premiers observateurs, Bouillaud, Lordat, rattachaient la perte de la parole, soit à la perte des mouvements coordonnés des organes affectés à l'articulation des mots, soit à la perte de la mémoire de ces mots (*asynergie verbale* et *amnésie verbale* de Lordat). Broca, présentant à la Société anatomique deux observations d'aphasie suivies d'autopsie, localise le centre de la coordination des mouvements du langage articulé dans le pied de la troisième frontale. Il décrit l'aphasie ataxique ou ap' 'ie de la façon suivante : « C'est l'état d'un malade qui ne p   parler, bien qu'il

ait plus d'intelligence qu'il n'en faut pour parler et bien que,
d'une autre part, les organes de la phonation et de l'articulation soient en état de fonctionner ». C'est la perte de la mémoire
des moyens de coordination que l'on emploie pour articuler le
mot. Les cas d'aphasie amnésique restent indépendants de la
lésion de la troisième frontale gauche, et Trousseau, parlant de
l'aphasie, la décrit ainsi : « Il y a chez les aphasiques une
impossibilité de parler, qui tient à des causes fort diverses,
qu'il est très difficile de bien préciser. D'abord il y a de l'amnésie, cela est de la plus grande évidence. L'amnésie est même,
chez la plupart d'entre eux, le phénomène dominant : ils ne
parlent pas parce qu'ils ne se souviennent pas des mots qui
expriment leur pensée. Mais il y a dans l'aphasie un autre
phénomène bien étrange qui, peut-être, n'est qu'une forme de
l'amnésie, et qui consiste dans l'impossibilité de prononcer les
mots. Il semble donc qu'il y ait chez ces malades une impossibilité de coordonner les mouvements qui servent à la phonation, comme on peut s'en assurer en leur ordonnant de mouvoir
la langue et les lèvres dans tous les sens ; mais dès que les
mouvements doivent se combiner, il y a impossibilité. »

Les médecins contemporains de Trousseau partagèrent son
opinion. Depuis les travaux de Wernicke, de Kussmaul, de
Charcot et de Déjérine, l'histoire de la physiologie et de la
pathologie du langage est entrée dans une ère nouvelle. Ces
auteurs partent pour expliquer les différents ordres d'aphasie
de l'origine du langage articulé. L'écorce cérébrale, disent-ils,
contient, au point de vue du langage et de l'écriture, deux ordres
de centres.

Les uns, situés à la partie moyenne et postérieure du cerveau,
sont les appareils de réception des impressions visuelles et
auditives venues de l'extérieur, loges où s'emmagasinent les
idées représentatives des mots ; les autres sont des appareils
d'émission : ce sont eux qui servent à coordonner les mouvements

nécessaires à la reproduction de ces mêmes mots par le langage articulé et par l'écriture : ils sont situés dans la partie antérieure du cerveau, notamment dans la circonvolution de Broca. Chez l'enfant, les mots commencent par se graver sous forme d'images auditives ou d'images visuelles dans ces centres postérieurs. Puis, par tâtonnements, par des efforts répétés, l'enfant arrive à exécuter les mouvements de la langue, des lèvres et du larynx, susceptibles de reproduire les mots qu'il a perçus. Ces mouvements une fois trouvés, il en conserve le souvenir, dans un centre spécial de ses circonvolutions frontales, où il pourra les retrouver chaque fois qu'il en éprouvera le besoin.

Les deux ordres de centres, centre postérieur sensoriel et centre antérieur moteur, se développent parallèlement chez les enfants au fur et à mesure de leur développement. Ils se perfectionnent avec la fonction du langage.

En appliquant ces notions à la pathologie, les auteurs modernes nous disent que les centres sensoriels soient détruits et on aura les aphasies sensorielles, c'est-à-dire l'impossibilité de reconnaître les signes du langage articulé et de l'écriture, la surdité et la cécité verbales pouvant coexister ou s'observer isolément ; que les centres antérieurs soient atteints et on aura les aphasies motrices, impossibilité de coordonner les mouvements pour la parole ou l'écriture.

Dans cette classification, l'aphasie amnésique n'existe pas en tant qu'entité morbide, mais elle doit se dissocier et se fondre dans les quatre formes élémentaires de l'aphasie.

Parmi les auteurs modernes, il y en a cependant quelques-uns qui laissent une place à l'aphasie amnésique des anciens. De ce nombre, nous pouvons citer M. Grasset. « L'amnésie des mots, — dit-il, — rentre dans l'aphasie, elle en est le degré inférieur ; l'aphasique incomplet répète les mots quand on les lui dit, mais il ne peut pas les trouver spontanément ; c'est de l'amnésie. »

M. Pitres, tout en admettant les subdivisions de la classification de Charcot comme parfaitement justifiées et répondant à des types parfaitement observés, a prétendu, avec des observations cliniques à l'appui, qu'il fallait faire une place à part à l'aphasie par perte ou affaiblissement de la mémoire.

La surdité verbale et la cécité verbale pures ne s'accompagnent pas de la perte de l'évocation spontanée des mots. « Le sourd verbal ne comprend plus le sens des paroles prononcées devant lui, mais il parle ; l'aveugle verbal ne comprend plus le sens des caractères graphiques, mais il tient une longue conversation avec ses interlocuteurs. »

La cécité et la surdité verbales n'impliquent donc pas la perte de l'évocation des mots, laquelle est le caractère fondamental de l'aphasie amnésique, telle que la concevaient Lordat, Trousseau, etc. Inversement, les malades atteints d'aphasie amnésique pure ne présentent pas les symptômes caractéristiques de l'aphasie sensorielle. Ils comprennent tout ce qu'on leur dit, ils peuvent lire correctement à haute voix. Ils ont donc autre chose ; c'est un trouble de la mémoire qui n'a rien de commun avec la perte des images sensorielles, mais qui n'en constitue pas moins un phénomène de nature amnésique.

On entend, sous le nom d'amnésie, soit la perte totale ou partielle des souvenirs, soit l'amoindrissement de l'activité de l'une ou de l'autre des opérations, ou de toutes les opérations mnésiques.

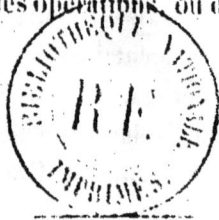

CHAPITRE III

« La mémoire, - dit Richet,— est la clef de voûte de l'édifice intellectuel ; sans elle, il n'y aurait ni jugement, ni raisonnement, ni imagination, ni conscience, ni personnalité ; sans elle, l'expérience serait stérile, l'éducation impossible, la perfectibilité nulle ; sans elle, nous n'aurions pas d'idées, car l'idée que nous nous faisons d'une chose est toujours formée par la collection de nos souvenirs relatifs à cette chose. »

La mémoire comprend trois choses :

1° La conservation des images (mémoire de fixation) ;

2° Leur reproduction ;

3° Leur localisation dans le passé, désignée, dans le langage de l'école, sous le nom de reconnaissance.

I. *La mémoire de fixation* comprend deux stades : le premier, la pénétration de l'image dans la substance nerveuse cérébrale, et le second, sa conservation. Les conditions nécessaires de la fixation sont passives et actives. Les premières comprennent l'intensité et la durée de la sensation initiale et la répétition de cette sensation, les secondes consistent en application de l'attention du sujet.

La mémoire de fixation ne suppose pas une modification des éléments nerveux, mais encore la formation entre eux d'associations déterminées pour chaque événement particulier, l'établissement de certaines associations dynamiques, qui, par la répétition, deviennent stables. La nécessité d'un grand nombre de cellules et de filets nerveux pour la conservation et la reproduction d'un fait même simple implique une possibilité plus grande de permanence et de reviviscence, chacun de ces éléments pouvant contribuer à raviver les autres.

II. *La mémoire de reproduction* comprend les actes par lesquels l'image fixée apparaît dans notre esprit au moment voulu.

III. *La reconnaissance* est un acte de conscience qui admet l'équivalence de l'image-souvenir avec l'image-sensation ; par cet acte encore nos images-souvenirs sont reportées dans le passé suivant l'ordre chronologique des faits.

Ainsi la mémoire est une fonction. Ce n'est donc pas une entité psychologique comme on pensait autrefois.

Les troubles de la mémoire comprennent l'hypermnésie et l'amnésie. Cette dernière nous est particulièrement intéressante, puisqu'elle joue le rôle principal dans la fonction du langage.

Le langage est une fonction qui traduit au dehors les impressions, les idées, les déterminations dont l'homme est l'agent actif ou passif. Or, le pouvoir de manifester certains états de conscience serait bien inutile à l'homme, s'il n'était doué en même temps du pouvoir de comprendre à sa façon les signes du langage. C'est là une fonction à deux, une fonction de relation qui nécessite la conservation dans notre mémoire des mots désignant les objets et leur évocation au moment voulu.

« Le langage, quel que soit son mode, est constitué par une série de sons et de signes conventionnels ; mais ces sons, ces signes, par cela même qu'ils sont conventionnels, ont besoin d'être appris, et l'on voit aussitôt quel est le rôle de la mémoire dans le langage, puisque ce sera le magasin à signaux, dans lequel puisera notre individu pour se faire comprendre. » (Marie).

CHAPITRE IV

Nous admettons, avec M. Pitres, trois variétés d'aphasies amnésiques.

La première (antonomasie) consiste en une difficulté de l'évocation des mots portant d'une façon exclusive ou prédominante sur les substantifs. Les observations suivantes peuvent confirmer l'existence de cette variété :

I. — Observation de M. PITRES

La malade, âgée de 38 ans, syphilitique, est atteinte d'hémiplégie droite et d'aphasie complète ; après le traitement intensif, les lésions s'amendent, mais ne disparaissent pas complètement. La malade parle à haute voix, se rend compte de ce qu'elle dit ; elle est capable de parler, cependant elle s'arrête au milieu de la phrase, les mots nécessaires lui échappent. Elle reconnaît les objets et les nomme ; parfois pourtant elle oublie les noms des objets les plus vulgaires ; alors elle emploie des périphrases : « c'est pour coudre » (aiguille) ; « c'est pour manger » (fourchette). Parfois, le mot cherché émerge tout seul ; si on lui souffle le mot oublié, elle le répète facilement et l'oublie avec une rapidité désespérante.

II.— Observation de M. PIORRY

Un prêtre, M. Perrier, âgé de 70 ans, fut atteint d'une hémo-encéphalorrhagie du corps strié droit, dans lequel je trouvai, quelques années après, plusieurs petits kystes remplis de liquide gros chacun comme un grain de chènevis, qui étaient les débris de l'hémorragie. Or, aussitôt après l'accident, il y eut une perte absolue de la mémoire des substantifs. Le malade se servait sans cesse de circonlocutions très bizarres pour dési-gner les choses qu'il voulait demander.

Les pronoms, les adjectifs, les verbes arrivaient en profu-sion, mais le nom propre ne se présentait jamais; s'agissait-il de demander une lumière? voici à peu près comment M. Per-rier s'exprimait : « donnez-moi ce qui sert à éclairer et ce qui brille »; voulait-il son habit? « donnez-moi, disait-il, ce qui se porte pour se vêtir », etc., et tout cela était dit avec hésitation, impatience, parce que le malade cherchait sans cesse le mot propre, ne le trouvait pas et s'irritait de son défaut de mémoire. M. Perrier vécut plus de deux ans dans cet état.

III. - Observation de BAUCHET

Lecœur, fusilier au 2e régiment d'infanterie de la garde royale, âgé de 22 ans, fut frappé à l'œil droit le 19 novembre 1820, d'un coup de fleuret, dont le bouton se brisa dans les mailles de son masque. La pointe du tronçon, reste de cette arme, perça la paupière supérieure et pénétra profondément dans le crâne. Le malade fut saisi tout à coup de douleurs vives à la tête, surtout du côté opposé à la blessure et la paralysie se déclara au côté droit de l'individu. Au dix-neuvième jour, quand tous les symptômes bruyants furent apaisés, l'hémiplégie persista. Les facultés intellectuelles étaient toujours intactes. Ainsi, bien qu'il le fit avec difficulté sous le rapport du mécanisme, le malade répondait d'une manière précise aux questions qu'on lui faisait et répondait souvent aux assistants dont il suivait la conversation. Cependant, malgré la juste combinaison des idées qui lui permettait constamment de jouer aux cartes avec ses camarades, et même de les gagner, Lecœur avait perdu la faculté de se rappeler les noms propres. Il ne put, en effet, me dire le nom d'aucun de ses parents, ni d'aucun de ses amis. Il oublia même jusqu'au sien.

IV. - Observation de WILHELM-NASSE, de Bonn

(Journal de psychiatrie, 1852)

Un homme de 30 ans, à la suite d'un accès apoplectique, est atteint de paralysie du côté droit du corps. L'intelligence est intacte. L'intégrité des mouvements de la langue est conservée, mais, au milieu de ses phrases, il lance des mots tout à fait déplacés. Il le remarque et cherche à y remédier par des gestes ou des périphrases.

Lorsqu'on prononçait devant lui le mot désiré, il le répétait aussitôt avec facilité et pouvait également le mettre par écrit. Il meurt dément.

V. — Observation du docteur HOOD

Un serrurier, tout d'un coup, devint incapable de prononcer les noms de tous les objets. Sa mémoire des choses paraissait complètement intacte, mais la possibilité de désigner les personnes et les choses avait disparu. Il pouvait répéter les mots prononcés devant lui ; il avait la conscience parfaite de sa faiblesse et il montrait, par sa conduite et par les ordres qu'il donnait, qu'il était en pleine possession de ses facultés intellectuelles. Cet état dura quatre mois. Guérison.

VI. — Observation de BERGMAN

Un homme, à la suite d'une chute sur la tête, perd la mémoire des noms, tandis que celle des choses et des lieux est intacte. Il prononce et emploie bien les verbes, mais, pour les substantifs, il emploie des périphrases : au lieu de ciseaux, « ce avec quoi on coupe » ; pour indiquer la fenêtre, « ce par où l'on voit, par où il fait clair. »

VII. — Observation de GRAVES

Un homme de 56 ans, après une attaque de paralysie, ne peut pas prononcer les substantifs et les noms propres, tout en étant capable de bien s'exprimer. Il s'est fait un petit dictionnaire des mots les plus usuels, et, pendant une conversation, il cherche le mot qui lui manque. Il peut alors le prononcer tant qu'il le fixe avec le doigt et les yeux, mais il l'oublie immédiatement.

VIII. — Observation de HEILBRONNER

La malade N. N.., 38 ans, syphilitique depuis 16 ans, mal traitée, présente, à la suite d'un ictus apoplectique, les troubles de la parole suivants : elle peut lire correctement toutes

les lettres de l'alphabet, les voyelles comme les consonnes ;
elle imite bien l'intonation ; en parlant, elle prononce chaque
syllabe très correctement, sans omettre les lettres. Elle peut
nommer les personnes connues et peut désigner les rues par
lesquelles elle passe pour venir à la clinique. Si on lui montre
l'objet, elle dit son nom. Elle écrit bien sous la dictée, sans
omission de lettres. « Je sors de ma poche, dit le docteur, le
canif et le crayon et je demande à la malade ce que je fais ? »
« Poche, canif, crayon », mais les verbes sortir, prendre et tailler
ne peuvent pas être trouvés, et pourtant elle comprend le
défaut de son langage et tâche de prononcer les mots omis.
Aux questions, elle ne répond que par des substantifs et rem-
place les verbes par ces derniers. Si on emploie les verbes dans
les questions, elle répond bien par les substantifs. De même,
elle ne peut pas écrire les verbes. Les articles sont difficiles à
employer. Amélioration de la malade.

Dans la deuxième variété, les malades ne construisent plus
de phrases, ils parlent nègre, c'est l'agrammatisme ou aca-
taphasie.

I. — Observation de PITRES

Jeune homme de 27 ans, syphilitique, à la suite de l'ictus
apoplectiforme sans perte complète de connaissance ne répond
que par *oui* ou *non* sur les questions posées. Mais la parole
revient avec les particularités suivantes :

Ainsi, en racontant l'histoire de sa maladie, il dit : « Le
13 février 1894... j'étais au chais... depuis hier fatigué,
éreinté... Alors, au téléphone... Allo ! allo ! .. Vous êtes là,
Monsieur ?... Et, tout-à-coup, je tombe... Ah ! ah ! ah ! —
Alors, tous les commis : Charles ! Qu'avez-vous ? — Moi ; La

tête, la tête ! — Les commis : Vite, un médecin ! — Moi : non, non ! — Puis, je m'en vais seul chez moi... Tiens ! la porte fermée... Ma mère, au marché... J'ai la clef... Ouvrez, fermez... Je m'en vais me coucher... je dors..., et après, le matin.., je ne parle plus ! »

Ce qui veut dire que, le 13 février 1891, le malade, qui se sentait depuis la veille très fatigué, était à travailler dans le chais de son patron. On l'appela au téléphone, et au moment où allait s'engager la conversation, il eut un éblouissement et tomba. Les autres commis accoururent. Ils voulaient aller chercher tout de suite un médecin. M. X... s'y opposa. Après un moment de repos, il rentra seul chez lui, n'y trouva personne, parce que sa mère était au marché ; mais il avait la clef dans sa poche ; il ouvrit la porte de son appartement, la referma et alla se coucher sur son lit. Il s'endormit profondément et ne se réveilla que le lendemain matin. A ce moment, il était complétement aphasique.

II. — Observation de DELEUZE

La femme d'un notaire de Pernes, hémiplégique du côté droit depuis deux ans, ne faisait usage que de l'infinitif des verbes et n'employait jamais aucun pronom. Ainsi, au lieu de dire : « Je vous souhaite le bonjour ; arrêtez-vous, mon mari va venir de suite » ; elle disait : « Souhaiter le bonjour, arrêter, mari venir ». Elle arriva à acquérir la connaissance des pronoms, mais sans parvenir à en faire une juste application.

La troisième variété clinique s'observe chez les polyglottes qui perdent l'usage d'une partie des langues qu'ils connaissaient auparavant, toujours en conservant la faculté de se servir des autres.

I. — Observation de BIANCHIS, de Naples

Un jeune homme de 24 ans, intelligent, parlant couramment l'italien (sa langue maternelle), le français et l'anglais, fut frappé brutalement, à la suite d'un choc émotionnel, d'une hémiplégie droite accompagnée de phénomènes complets d'aphasie. Il resta pendant trois mois incapable de comprendre ce qu'on lui disait, de parler et d'écrire spontanément. Puis, en moins d'un mois, il recommença à comprendre peu à peu les questions qu'on lui posait en italien. Il réapprit en même temps plus de trois cents mots, à l'aide desquels il arriva à exprimer ses pensées en italien. A cette époque, il ne pouvait prononcer encore aucun mot français ou anglais. M. Bianchis l'ayant perdu de vue, on ne sait pas si, par suite, il retrouva l'usage de ces deux langues.

II. — Observation de CHARCOT

Un général de l'armée russe, parlant facilement, outre sa langue maternelle, le français et l'allemand, tout à coup, dans un salon, s'aperçut à son grand étonnement qu'il ne pouvait plus s'exprimer en français ni en allemand. Il pouvait cependant converser en russe. Il comprenait bien ce qu'on lui disait en français et en allemand, mais il ne trouvait plus les mots nécessaires pour répondre en l'une ou l'autre de ces langues. Plus tard, il arriva à reparler un peu le français, mais l'amnésie pour l'allemand persista jusqu'à sa mort. L'autopsie n'a malheureusement pas été pratiquée.

III. — Observation de BERNARD

Une femme de 57 ans, née à Turin et habitant la France depuis longtemps, fut frappée d'hémiplégie à l'âge de 39 ans. Avant que ce malheur lui arrivât, elle parlait couramment l'italien, le français et l'espagnol. Elle eut tout d'abord une aphasie complète avec agraphie. Peu à peu, elle reprit l'usage du français et arriva à le parler assez bien ; elle recouvra également la compréhension de l'italien et de l'espagnol, mais elle resta toujours incapable de rien dire en l'une ou l'autre de ces langues. L'agraphie resta complète pour les trois langues. La malade était loin d'être démente ; elle avait conservé une très bonne mémoire, se souvenait des voyages qu'elle avait faits et des choses qu'elle avait vues

IV. — Observation de M. PITRES

Al.., Marie, âgée de 50 ans, journalière, parlant basque (sa langue maternelle), le patois béarnais et le français, devient, sans prodromes, sans perte complète de connaissance, hémiplégique du côté droit et aphasique.

Dès les premiers jours qui ont suivi l'ictus initial, elle comprenait ce qu'on disait autour d'elle en l'une ou l'autre de ces langues, mais elle était incapable d'y répondre. Six mois après, elle parle bien le basque, s'exprime moins facilement en français ; les mots lui manquent souvent. Pour le patois, c'est autre chose ; elle n'arrive pas à dire les phrases les plus simples ; les mots les plus usuels lui échappent. Elle paraît avoir conservé sa mémoire et son intelligence.

V. — Observation de M. PITRES

M. B..., âgé de 53 ans, connaît le français (sa langue maternelle), l'espagnol, l'italien. Un matin, en s'éveillant, il s'aperçut qu'il était paralysé du côté droit et dans l'impossibilité de parler. Deux mois après, à la visite de M. Pitres, le malade parle le français, moins bien l'espagnol, et ne parle pas du tout l'italien.

VI. — Observation de M. PITRES

Homme, M. L..., 36 ans, connaissant le français, l'allemand, le basque, l'anglais, l'espagnol et l'italien. Frappé d'un ictus apoplectique en 1892. Hémiplégie droite persistante. Aphasie totale. Après quelques jours, il recommence à comprendre le français seulement. Un an après, il peut s'exprimer difficilement en français, mais il reste incapable de comprendre et de parler les autres langues.

VII. — Observation de M. PITRES

M. P..., 36 ans, connaissant très bien le français (sa langue maternelle) et assez bien l'anglais et l'allemand. Attaque d'apoplexie, le 1er juillet, 1887, suivie d'aphasie complète. Après quelques mois, le malade comprend tout ce qu'on lui dit en français, puis il arrive à prononcer quelques mots. Les années suivantes, retour lent et graduel de la faculté de parler le français, mais incapacité persistante de comprendre et de parler l'anglais et l'allemand.

CHAPITRE V

DIAGNOSTIC DIFFÉRENTIEL

Le malade qui comprend ce qu'on lui dit, qui peut lire, qui peut écrire et prononcer les mots dont il se souvient, mais qui ne parle pas grâce à l'impossibilité d'évoquer les souvenirs des mots, est atteint d'aphasie amnésique. Les aphasiques de cette catégorie peuvent être confondus avec les malades présentant la cécité verbale. Ces derniers ne voient dans les livres que des points noirs sur fond blanc, ils ne comprennent pas la signification des lettres, tandis que les amnésiques sont incapables de lire parce que, en comprenant chaque mot, ils ne peuvent pas saisir le sens des phrases, composées de plusieurs mots. De même, ils peuvent être confondus avec les malades atteints de surdité verbale ; ces derniers entendant parfaitement les bruits ne comprennent pas la signification des mots. Les amnésiques comprennent chaque mot séparément ou de courtes phrases de 3 à 4 mots, mais il leur est impossible de suivre une phrase plus longue, parce qu'ils oublient les mots précédemment prononcés.

Les amnésiques peuvent être incapables d'écrire, mais, à l'encontre des aphasiques sensoriels, ils reconnaissent chaque lettre, seulement ils ne peuvent pas se rappeler l'ordre dans lequel les lettres se succèdent pour construire des mots.

Le signe de Proust-Lichtheim ne peut pas être appliqué au diagnostic différentiel entre ces deux modes d'aphasie : les amnésiques ne peuvent pas indiquer le nombre de syllabes ou de lettres des mots dont ils ne se souviennent pas.

D'après M. Pitres, il y a un signe important de diagnostic. Ce signe consiste en ce que le malade, étant incapable d'évoquer un mot, peut y parvenir en évoquant les associations verbales, solidarisées par l'habitude. Exemple, notre malade, étant incapable de dire : « quatre » d'emblée, y arrive en prononçant : « un, deux, trois ».

Altérations anatomiques et pronostic. — Les lésions provocatrices n'ont pas une topographie invariable, elles n'agissent pas en détruisant un centre spécialisé, affecté exclusivement à l'évocation, mais en rompant une partie des voies commissurales qui réunissent les centres différenciés des images verbales aux parties de l'écorce dans lesquelles s'opèrent les actes psychiques supérieurs.

Cela nous explique pourquoi, sous l'influence d'une excitation plus énergique que de coutume l'influx nerveux puisse se frayer un passage à travers d'autres fibres qui constituent pour lui un chemin détourné, et donner lieu à des lambeaux de phrases que notre malade devient capable de prononcer quand il est en proie à la colère ou à toute autre émotion violente. « L'énergie plus considérable du stimulus émotionnel et du stimulus volitionnel, qui peut évoquer une idée en quelque sorte latente, peut frayer une route le long des conducteurs offrant une résistance que le stimulus volitionnel seul est incapable de surmonter » (Bastian). C'est aussi ce qui rend le pronostic de l'aphasie amnésique pure plus bénin que celui des autres variétés d'aphasie.

Le traitement consiste en rééducation du malade.

CONCLUSION

1° L'aphasie amnésique doit prendre place à côté des autres types de l'aphasie, c'est-à-dire de l'aphasie motrice (aphémie de Broca), l'agraphie, des aphasies sensorielles (surdité et cécité verbales) ;

2° Nous admettons, avec M. le professeur Pitres, que l'aphasie amnésique correspond à la perturbation du langage provoquée par la dysmnésie d'évocation des mots ;

3° L'aphasie amnésique est due à la destruction des voies commissurales qui réunissent les centres différenciés des images verbales aux parties de l'écorce dans lesquelles s'opèrent les actes psychiques ;

4° Le pronostic est moins grave que pour les autres types d'aphasie, puisque l'influx nerveux pourra prendre des voies détournées à travers d'autres fibres restées saines ;

5° Le traitement consiste en rééducation de la parole.

BIBLIOGRAPHIE

Ballet. — Le langage intérieur et les diverses formes de l'aphasie. — Thèse d'agr., 1886.

Bastian. — Different kinds of aphasia. — *Brit. med. Journal,*, 1887.

Bateman. — De l'aphasie dans les maladies cérébrales. — *Gazette hebdom. de médecine et de chirurgie.*

Bauchet. — Des lésions traumatiques de l'encéphale. — Thèse d'agrégation de chirurgie, 1860.

Bernard. — L'aphasie et ses diverses formes. — Th. de doctorat, 1885.

Charcot. — Leçons sur les maladies du système nerveux.

Cornil. — Aphémie et anesthésie dans un cas de ramollissement superficiel du lobe postérieur gauche. — *Société de Biologie,* 1864.

Déjérine. — De l'aphasie et de ses différentes formes. — *Semaine Médicale,* 1884.

Falret. — Troubles du langage et de la mémoire des mots dans les affections cérébrales. — *Archives gén. de Médecine,* 1864.

Ferraud. — Le langage, la parole et les aphasies.

Ficher. — Du rappel de la parole chez les aphasiques. Thèse de doctorat, 1887.

Grasset et Rauzier. — Traité pratique des maladies du système nerveux.

Grasset. — Contribution clinique à l'étude des aphasies. — *Montpellier-Médical,* 1884.

— Du siège des lésions dans l'aphasie. — *Montpellier-Médical,* 1884.

— Leçons de clinique médicale, 1896.

Heilbronner. — Ein Fall von Aphasie bei Gehirnles. — *Allgemeine Zeitschrift für Psychiatrie.*

Kussmaul. — Die Stœrungen der Sprache

Legroux. — De l'aphasie. — Thèse d'agrégation, 1875.

Lépine. — Des localisations cérébrales. — Thèse d'agrégation, 1875.

Lordat. — Analyse de la parole pour servir à la théorie de divers cas d'alalie et de paralalie que les nosologistes ont mal connus. — *Journal de la Société pratique de Montpellier.*

Marie. — De l'aphasie.

Miraillé. — De l'aphasie sensorielle. — Thèse de doctorat.

Piorry. — Traité de diagnostic et de séméiologie.

Pitres. — Aphasie amnésique et ses variétés cliniques.

— Etude sur l'aphasie chez les polyglottes. — *Rev. de Médecine.*

Ribot. — Les maladies de la mémoire.

Richet. — Origines et modalités de la mémoire.

Sollier. — Les troubles de la mémoire.

Trousseau. — De l'aphasie, maladie décrite récemment sous le nom impropre d'aphémie. Leçons cliniques faites à l'Hôtel-Dieu. — *Gazette des Hôpitaux,* 1864.

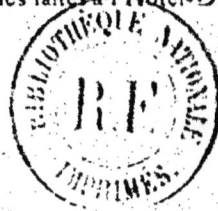

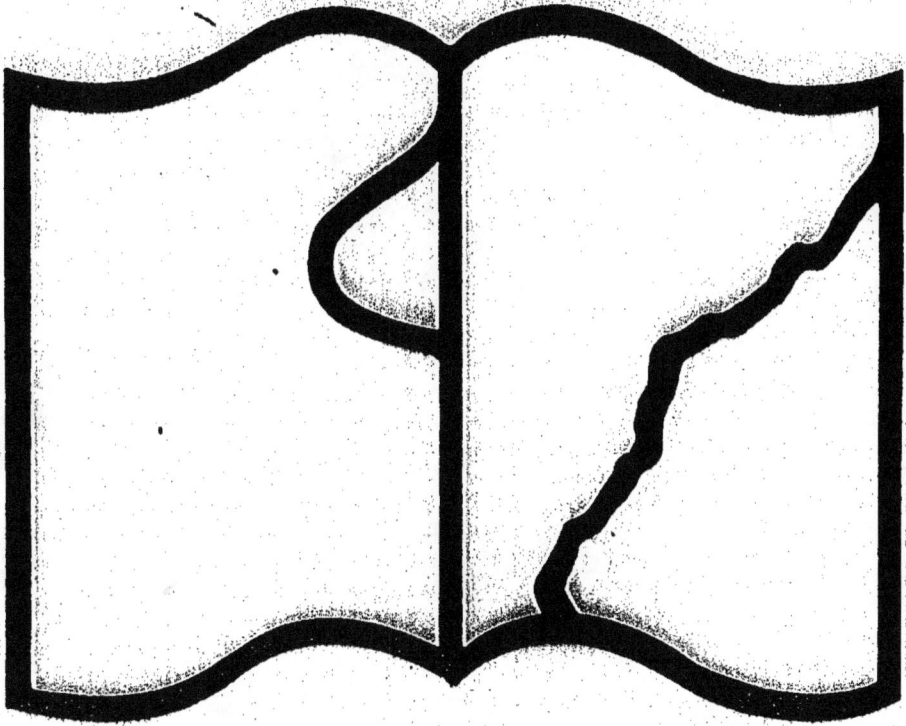

Texte détérioré — reliure défectueuse

NF Z 43-120-11

www.ingramcontent.com/pod-product-compliance
Lightning Source LLC
Chambersburg PA
CBHW060506210326
41520CB00015B/4123